人精准康复服务行动康复协调员工作手册

看社区故事 学脑瘫康复

中国残疾人联合会 康复部◆编

華夏出版社
HUAXIA PUBLISHING HOUSE

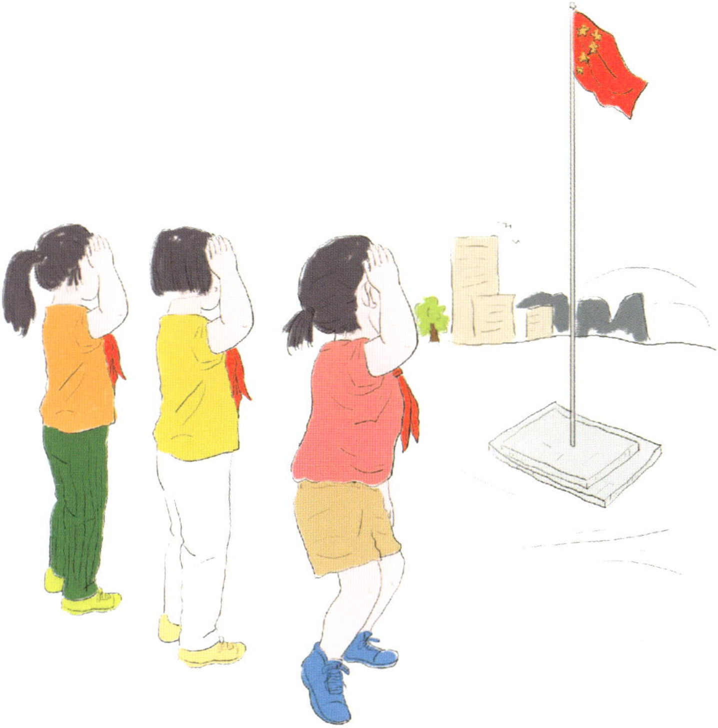

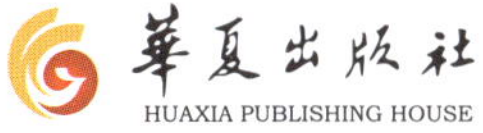

残疾人精准康复服务行动康复协调员工作手册

编辑委员会名单

编　　委

胡向阳　李建军　冯　力　贝维斯　韩纪斌
刘宇赤　郑飞雪

编 写 者（以姓氏笔画为序）

王　维　贝维斯　邓宝仪　李　丹　何　瑶
林　玲　郑飞雪　罗筱媛　罗文波　曹梦安
梁秀贞　魏国荣

鸣　　谢（以姓氏笔画为序）

石孔春　包颖懿　刘红艳　张　栩　张咏诗
况英强　肖少华　陈立吾　林国徽　桂　源
袁方园　黄　恩　常　华

本书作者

魏国荣　王　维

我是佳佳，今年12岁。听妈妈说，在我8个月的时候，由于自己不会坐起来，医生诊断我是脑瘫。在医院做了两个月的康复治疗后，妈妈带我回家了。

我现在是小学四年级的学生。虽然走路不稳，有时会摔跤，但是我还能够坚持上学，今年参加全市小学生作文比赛还得了奖。自从我记事起，我的生活内容超多超多。现在让我讲给你们听……

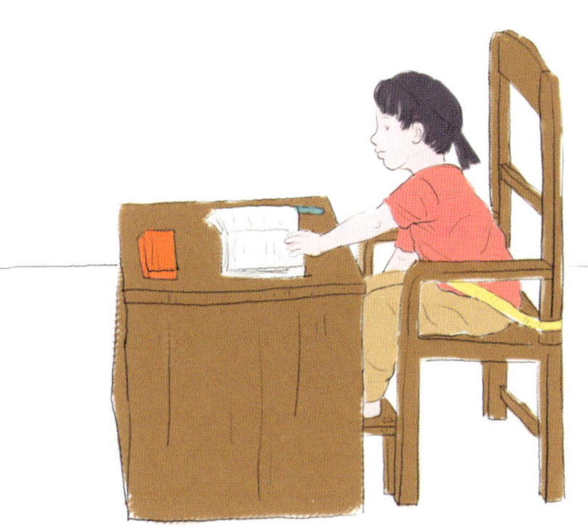

抬头与翻身

在我还不怎么会抬头的时候，爸爸就用彩色的或者有声响的东西在我面前逗我，有的时候用手压在我的小屁股上，我抬头就会容易些！

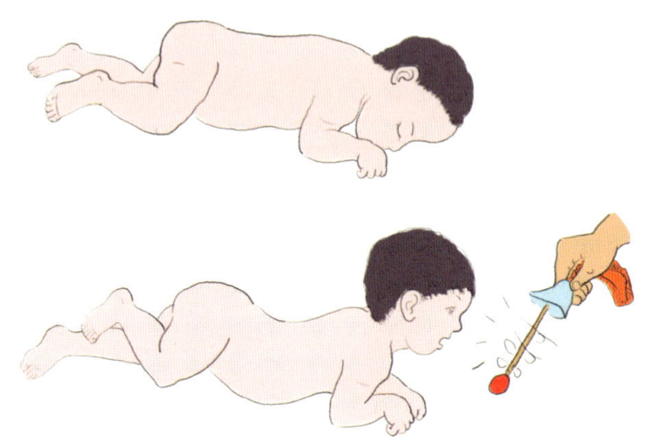

后来爸爸发现我的肩膀和背部都没有力量，他就遵照村医李阿姨的话，在我俯卧位时，卷个小毯子放在我的身体下面，然后他再蹲下来在我前面说话，或者在我前面放些小玩具（如陀螺），让我用手去抓。爸爸说，我可喜欢这样玩了。

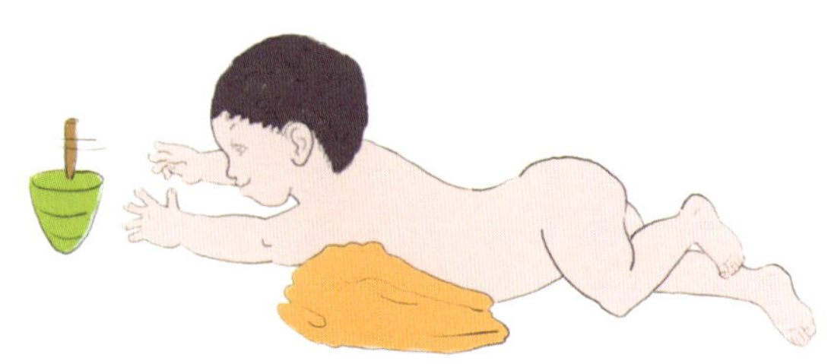

在我侧卧位时，爸妈让我把两只手都放到身体的前面，一条腿弯起来也放在前面。李阿姨说，这样两条腿就不会压到一块儿，我的身体也可以得到充分放松。

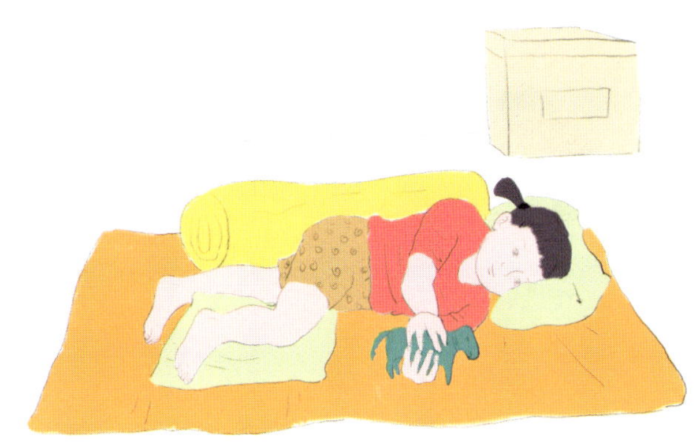

在我仰卧位时，爸妈也会卷一些小衣物放在我的两臂和腿的下面，这样可以防止身体变直变僵。爸爸总是不忘让我手里抓些小东西，为的是促使我两手活动。

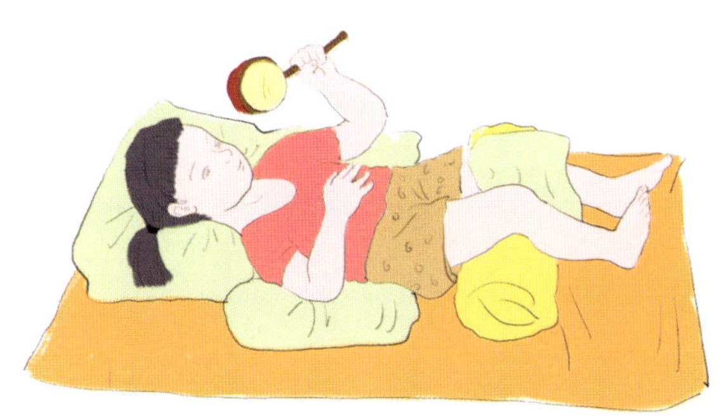

为了让我学会翻身，爸妈想了很多办法，比如：把我感兴趣的东西放在身体的一侧，或者把小铃铛拴到我的手上。听爸妈说，翻身成了我那个时候最喜欢做的事情。

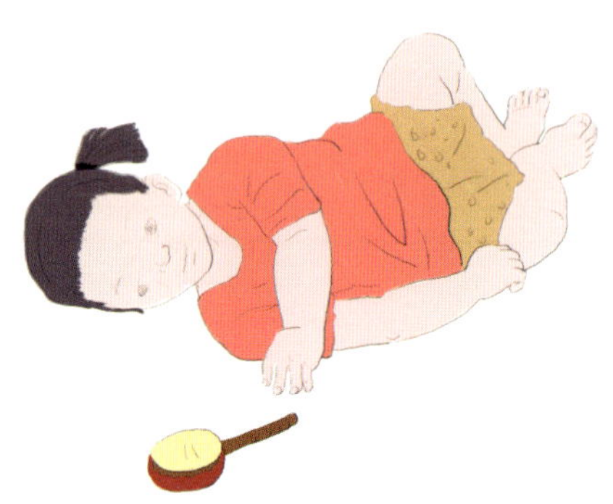

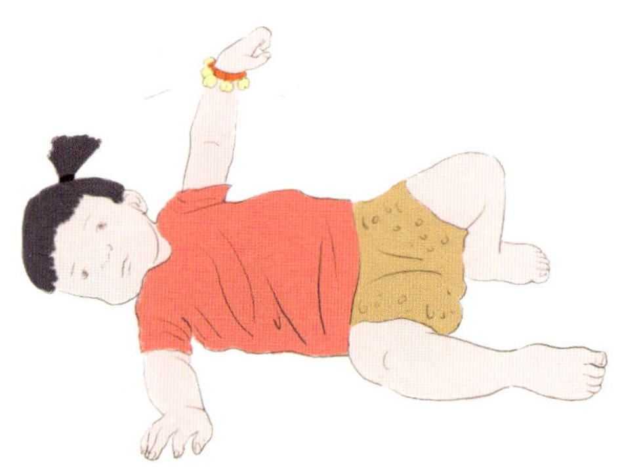

当翻身力气不够时，爸爸妈妈会用手在我的肩膀和屁股上轻轻拉一把，不过主要还是靠我自己使劲。

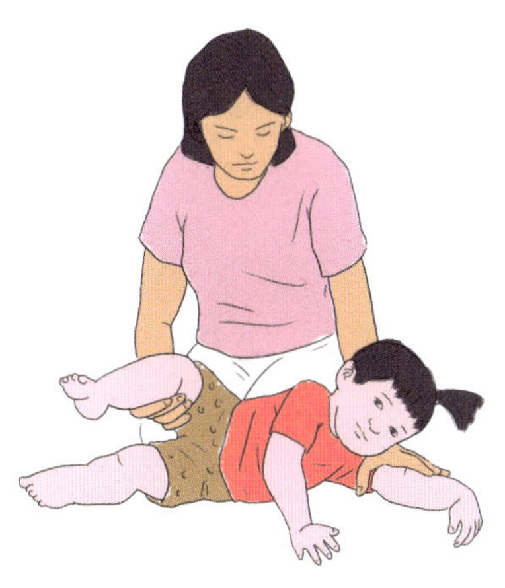

每天早晨起床时，妈妈都会跟我玩游戏，让我在床上翻个身，渐渐地，我翻身变得利索多了。

有时候，翻身后我还想坐起来。妈妈就一手扶着我的胳膊，一手扶着我的头或肩膀，帮我坐起来。坐起来和躺着看到的世界还真不一样。

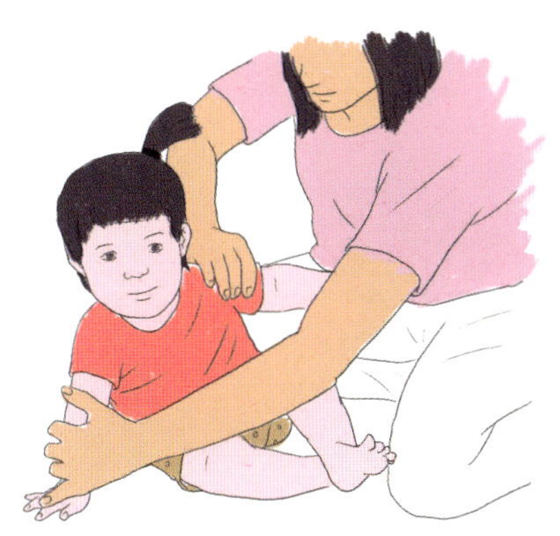

妈妈经常这样抱我，我的两只手都放在前面。这样，我不仅舒服，我的眼睛还可以到处看呢！

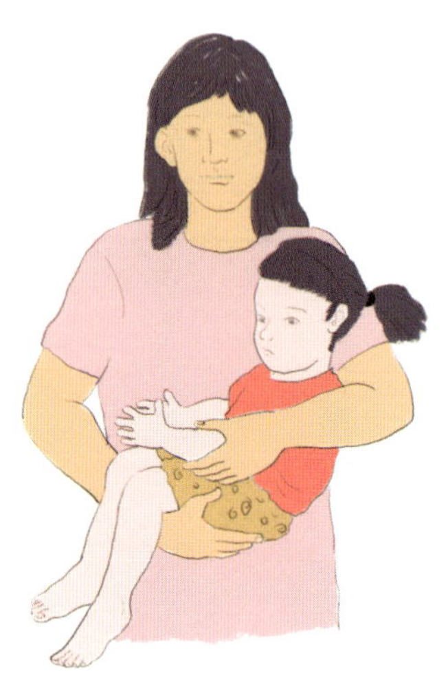

一个姿势抱久了，妈妈就换其他姿势，让我在不同姿势下看周围的世界。

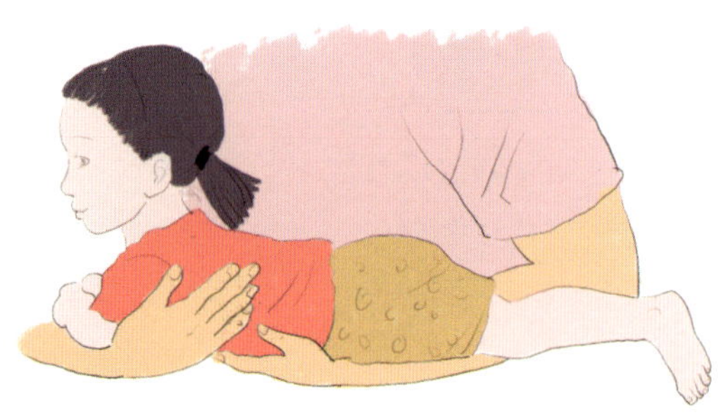

正确的坐姿

坐着的时候，妈妈扶住我的肩膀并且往前下压，这样就可以带动我的手臂向前。坐稳了，我更容易看和听。

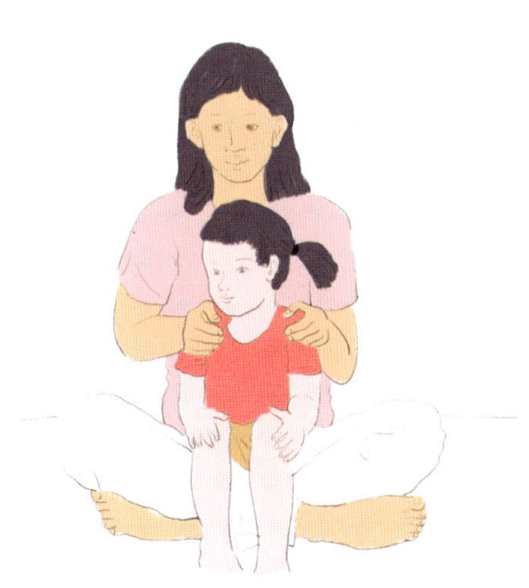

妈妈扶住我屁股的两侧，这样我的背可以伸直些。有时候，妈妈得用一只手扶住我的胸部，用另一只手扶住我的后背，因为那个时候我的身体还是有些软。

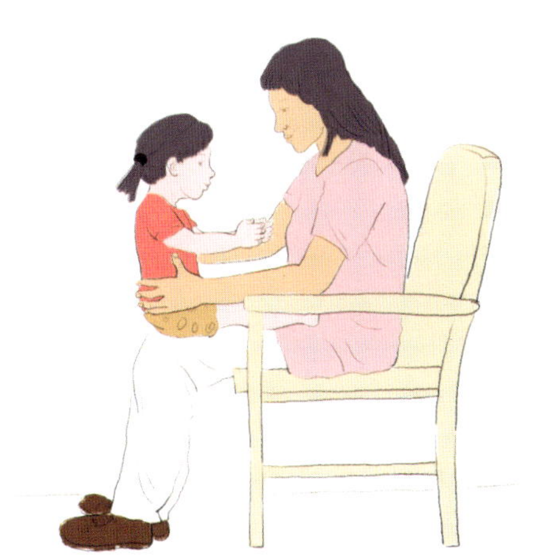

听李阿姨说，很多和我一样的孩子都喜欢这个姿势呢。看，我的手脚都打开了。

在做这些活动时，妈妈扶着我的小屁股，我感觉安全多了。

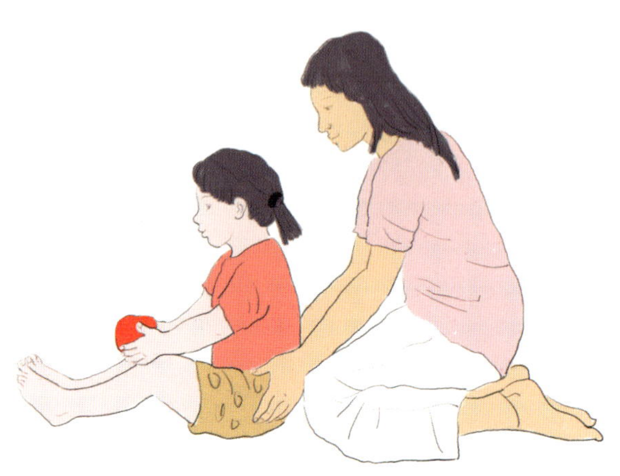

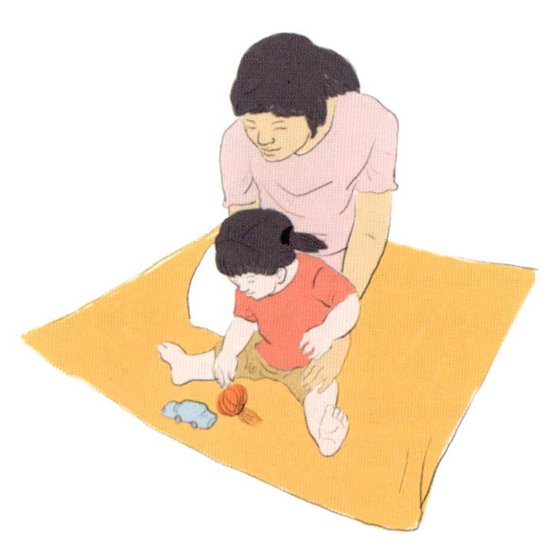

我有机会使用手了，而且坐起来后活动空间大了，我能够到身边更远的东西和玩具了。

我还有机会体验不同的姿势。

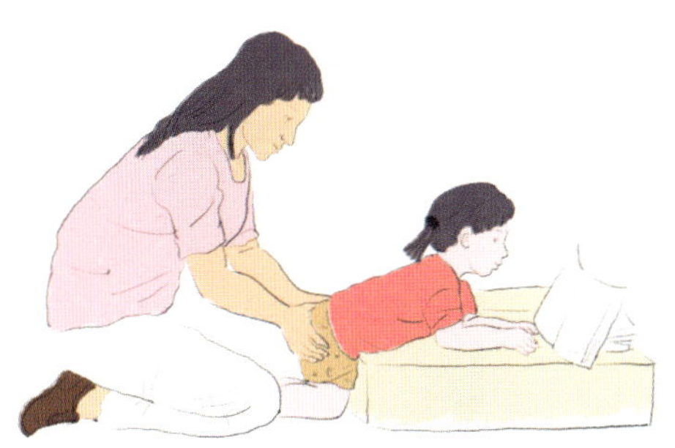

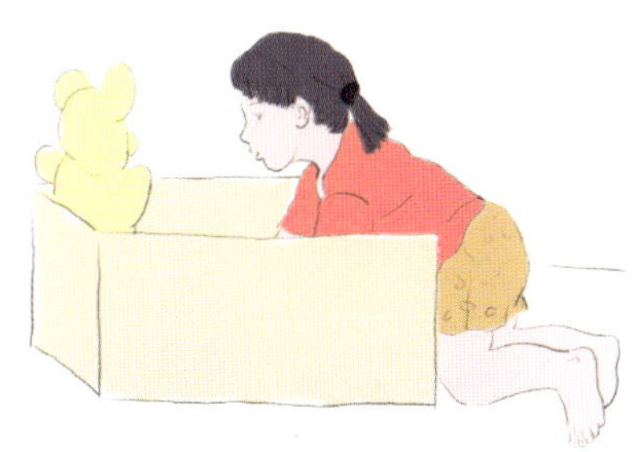

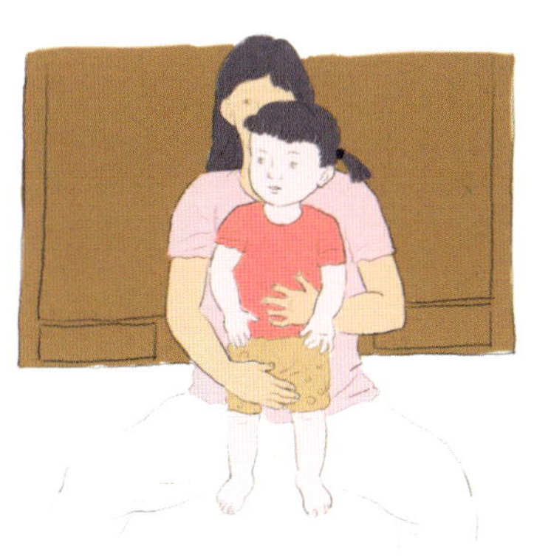

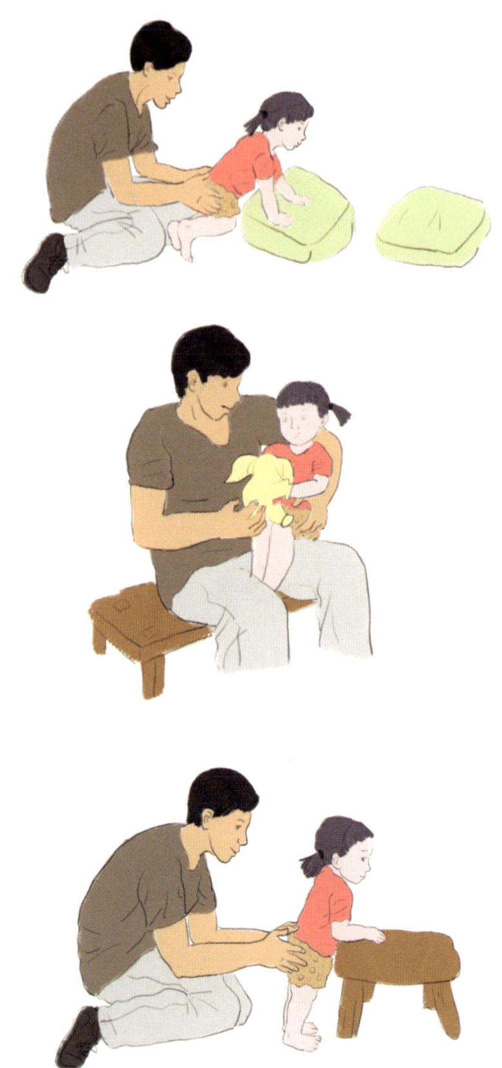

玩耍的时候，有些姿势还不能靠自己维持，所以爸爸妈妈都会用手或身体适当地扶着我。时间久了，我的能力变强了，他们就逐渐不再辅助我了。

看到喜欢的玩具，我会努力够到它们，妈妈说，我越来越喜欢自己活动了。

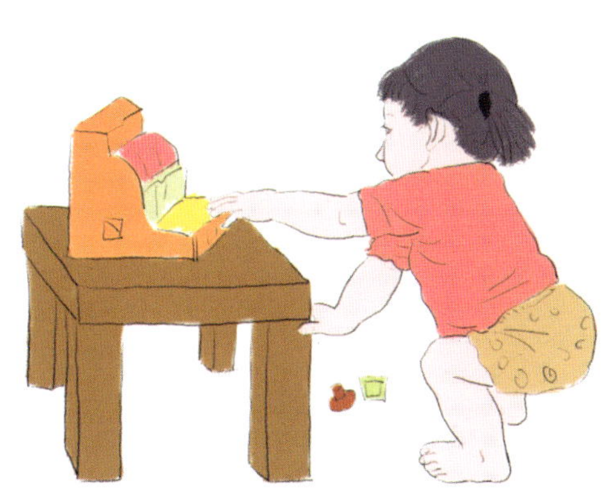

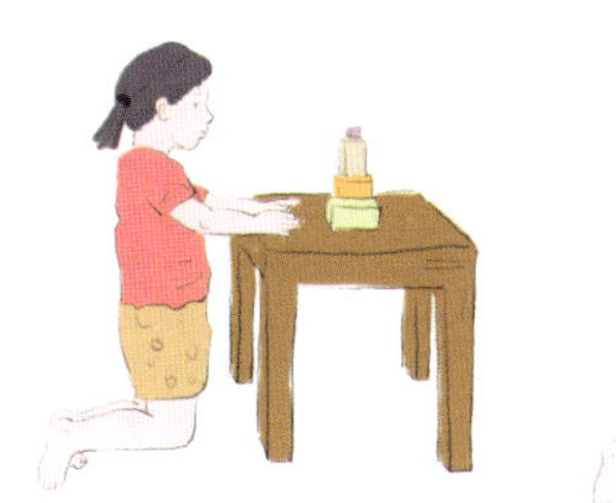

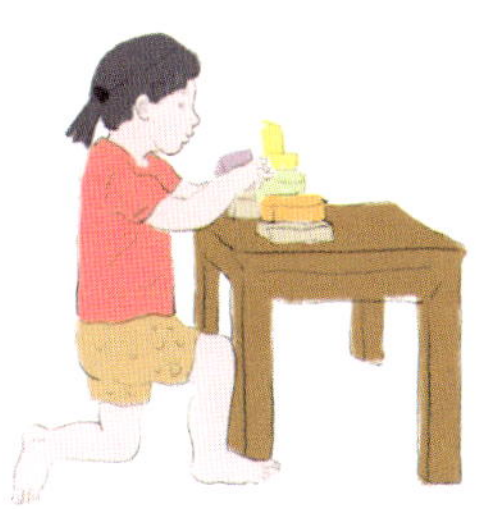

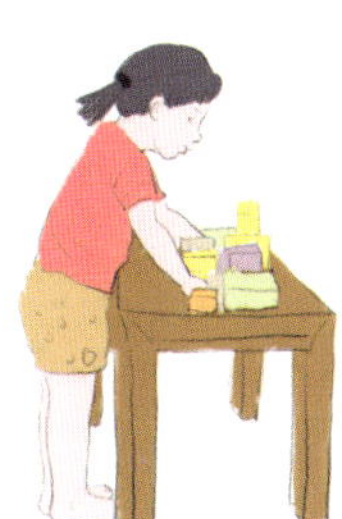

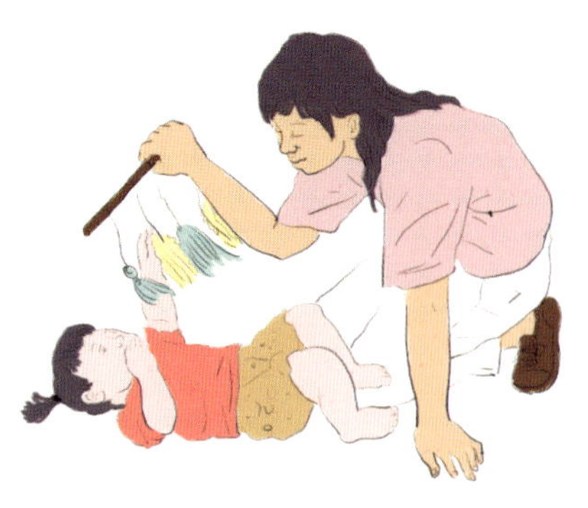

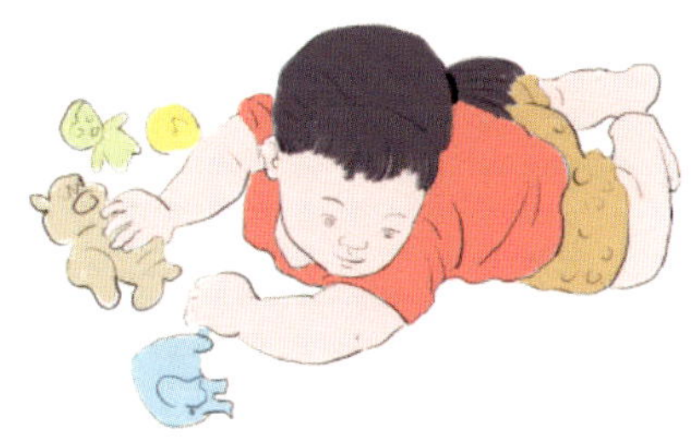

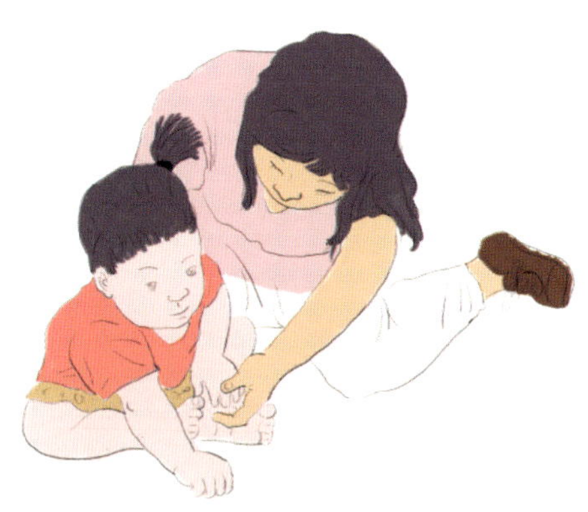

爸妈总是抽出时间和我玩儿，李阿姨说，这样不仅能让我开心，还可以让我避免关节变形呢。

爸爸和我玩儿的时候，都会和我说话。以前，他每次说的话都好长，可我却听不懂。后来李阿姨告诉他，要说我能听得懂的话，就是我做什么事，爸爸就描述我的动作，而且说的话要简短，这样我就明白爸爸在说什么了。“拿”“兔子”“拍拍脸”……

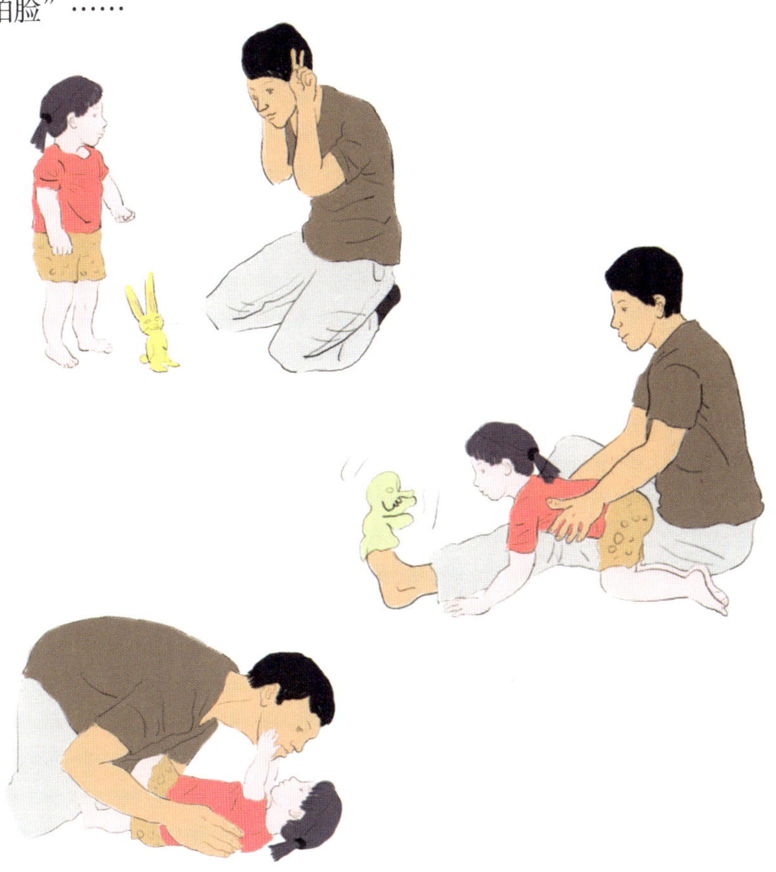

看，为了我，爸爸经常变成老顽童！渐渐地，我喜欢玩儿的东西越来越多了。

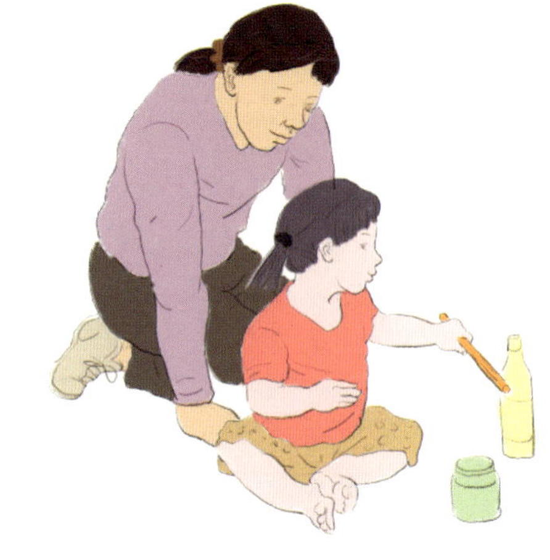

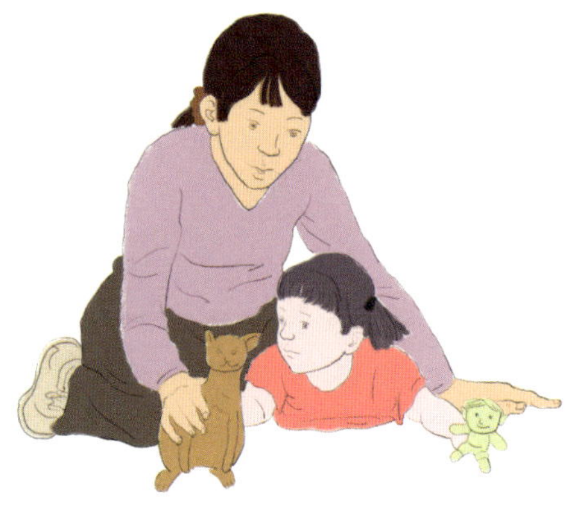

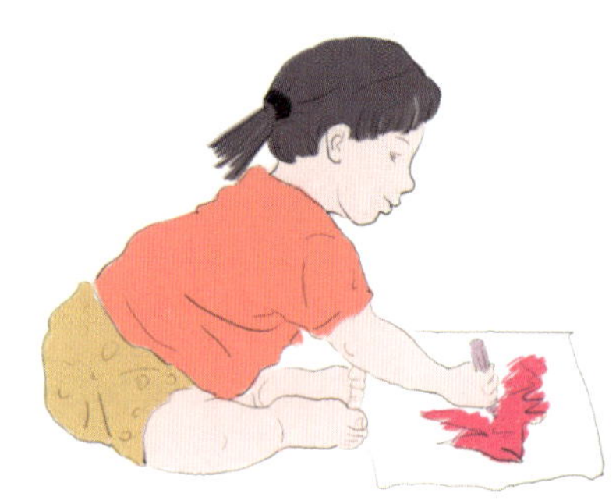

有时候，李阿姨也过来和我玩儿。她总是先要我保持正确的坐姿，然后给我玩儿一些更有趣的东西，好像她玩儿过的游戏，在我们家很快都能流行呢！

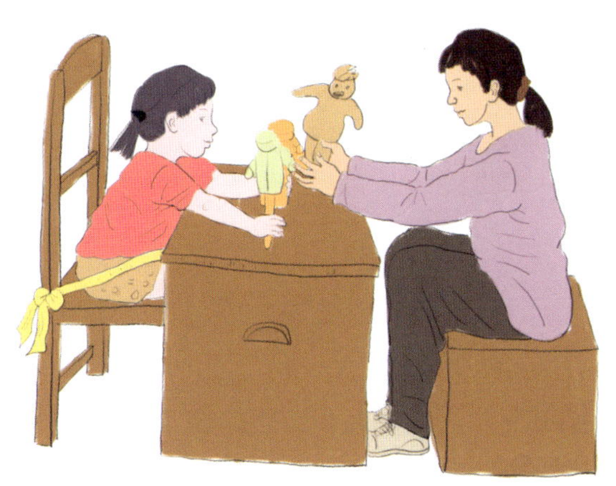

后来，我自己会玩儿了。李阿姨说，这说明我会自我康复了。

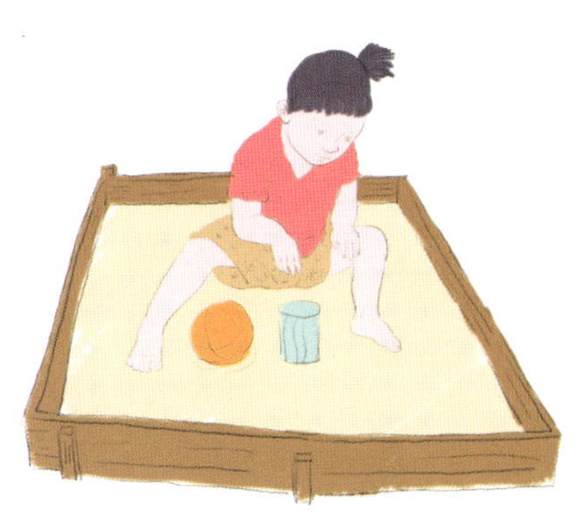

在我刚学习站立的时候，我的身体呈“三道弯”的形状，不过，爸妈没有放弃对我的康复。

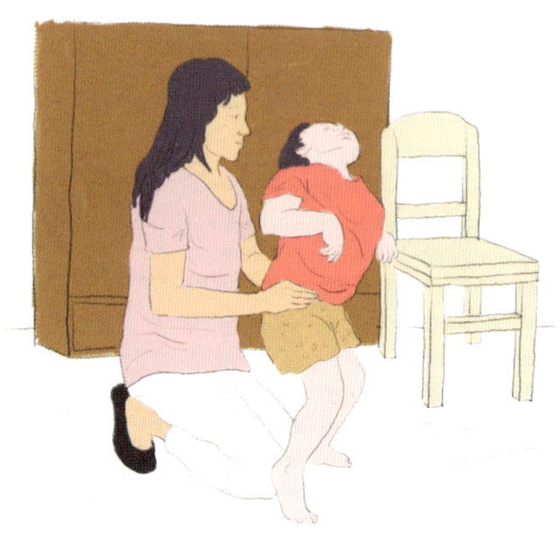

为了鼓励我自己努力站起来，爸妈经常把我喜欢的玩具放在桌上。爸爸特地做了很多“杠杠”，这样容易让我抓住并站起来。

隔壁张叔叔给我做的木架子也棒极了，爸妈忙着干活儿的时候，我可以自己站在那里。

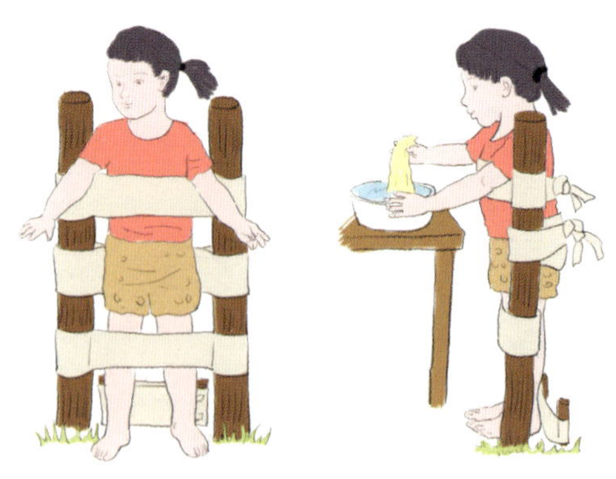

学习走路

爸爸的手艺可厉害了，他还给我做了个小推车，我就推着这个推车向前走，不过爸爸总得扶着我，因为我走得不稳。

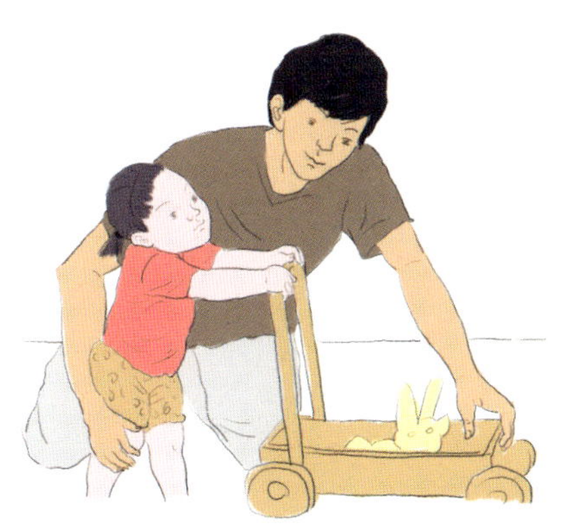

后来，我不用别人扶了。再后来……看，我可以自己走路了。妈妈高兴得合不拢嘴!

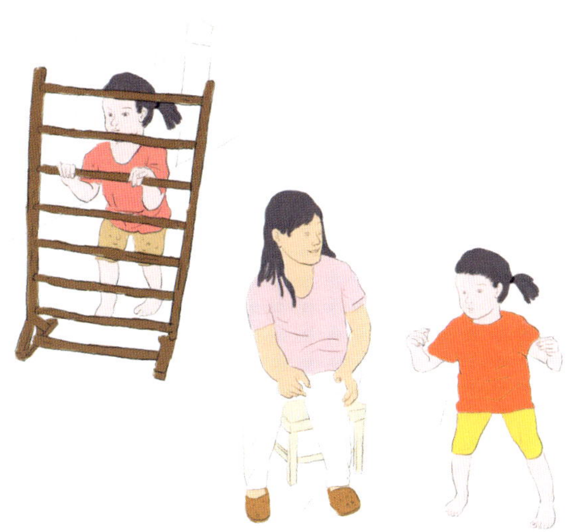

生活技能训练

我发现，扶着椅子穿裤子对我来说容易多了。李阿姨说，有些小朋友觉得躺着穿裤子更容易，每个人可以有自己的方法，不过最重要的，就是我们都能自己穿衣服。

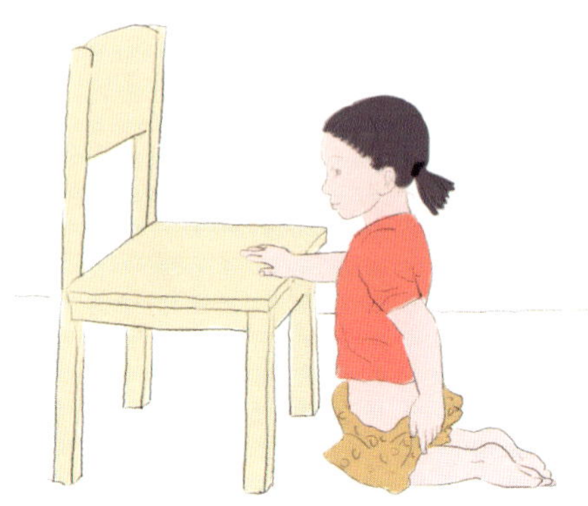

我进步很快哦！我现在可以自己坐下来穿衣服了。有一个重要的秘诀呢：那就是多给我一些时间。还有，就是每天坚持！

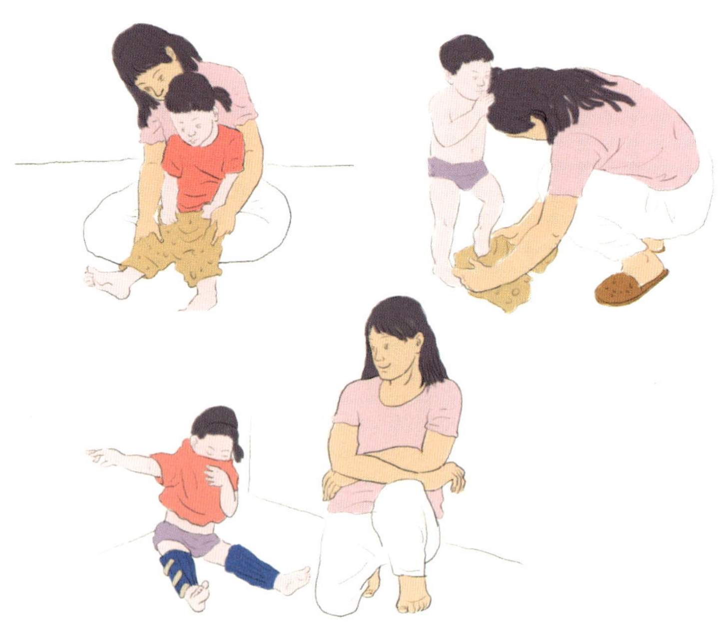

我可以自己穿脱衣服啦。

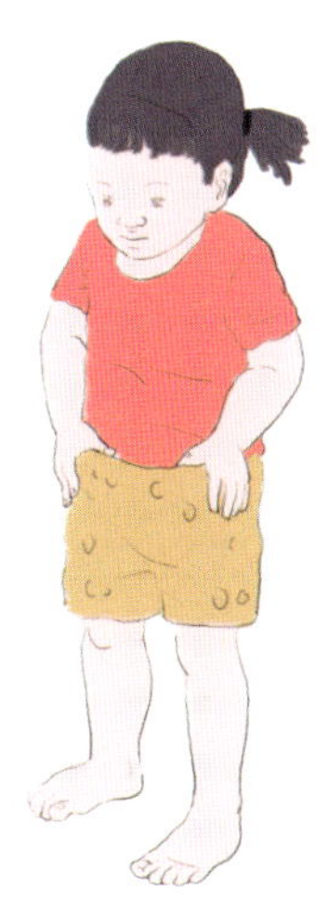

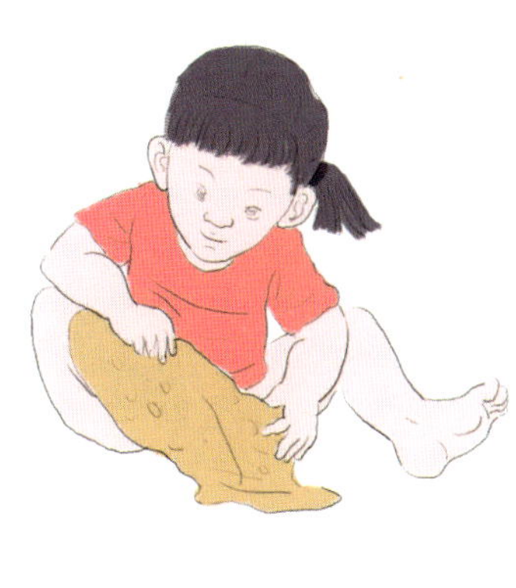

我还可以帮妈妈擦桌子呢。经常做事，我发现身体越来越灵活了！

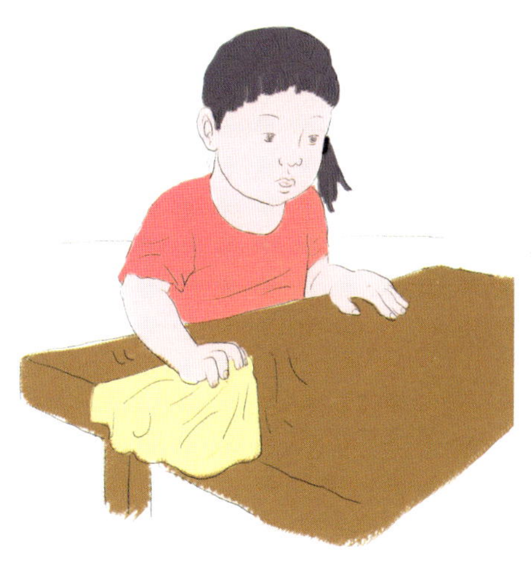

一有机会，爸妈就让我听不同的声音、摸不同的物体。

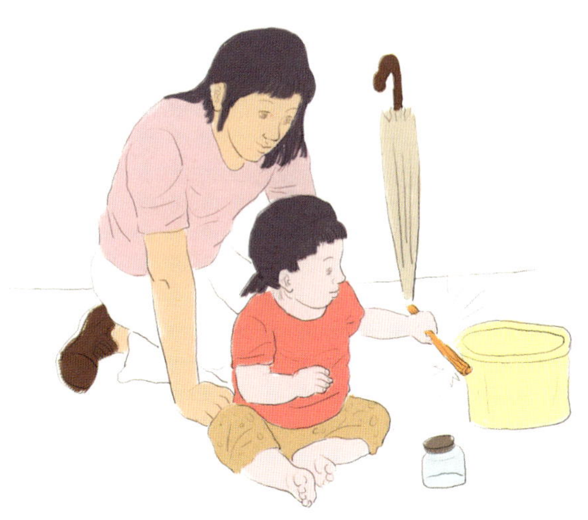

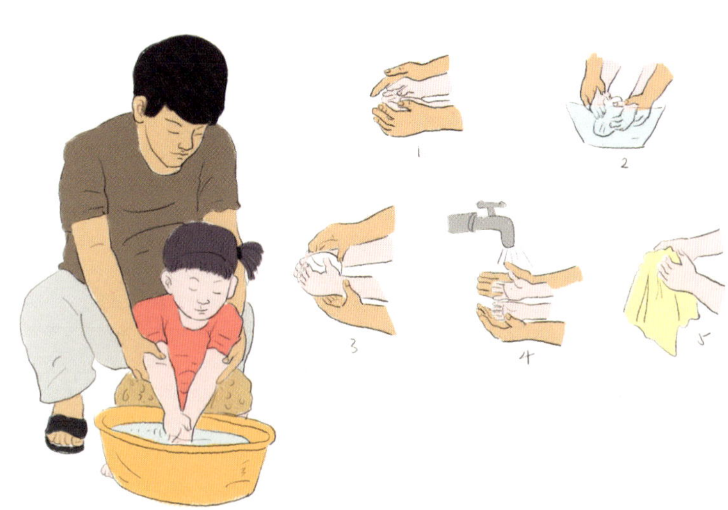

喝水的时候，妈妈需要把我的肩膀向前推一些，这样可以防止我的身体向后仰。我的杯子很特别呢，好像被咬掉了一口似的，这样的杯子让我不用仰头就可以喝到水了。

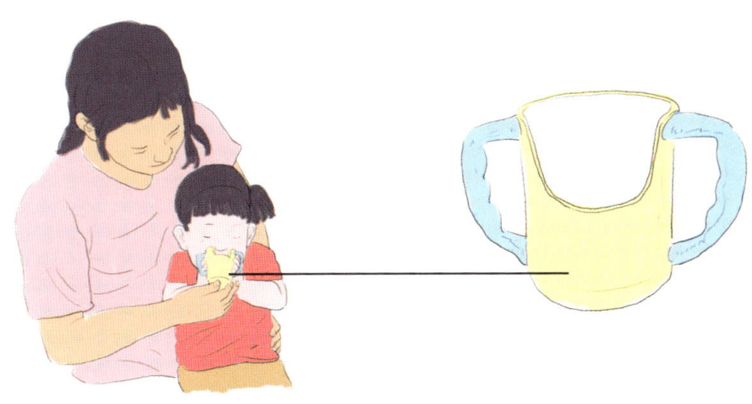

每当吃饭的时候，妈妈都会给我讲吃的是什么。不论我是否听得懂，她总是边喂边说。

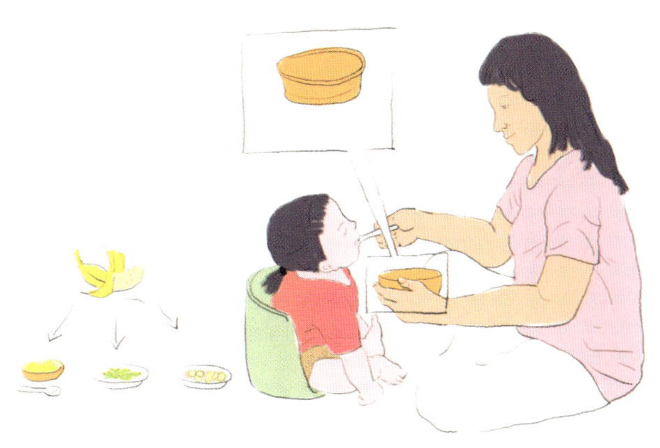

后来，每次吃饭时，妈妈都把勺子放在我的手上，让我先吃几口，然后她再喂我，虽然这会弄得很乱，妈妈却一直坚持让我自己尝试。

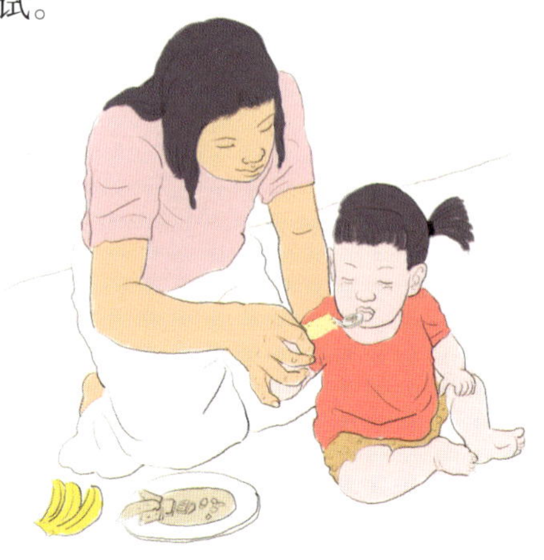

我现在可以自己吃饭了。不过，勺子是特别的。

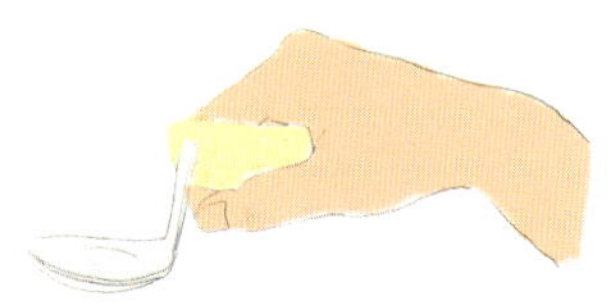

我还可以自己上厕所呢。但是，我曾经用过的厕所是这样的。

我现在可以自己蹲下去上厕所了，为了平衡身体，爸爸在厕所里安了个扶手，然后在蹲的地方加了斜木墩，我蹲下来就安全啦。

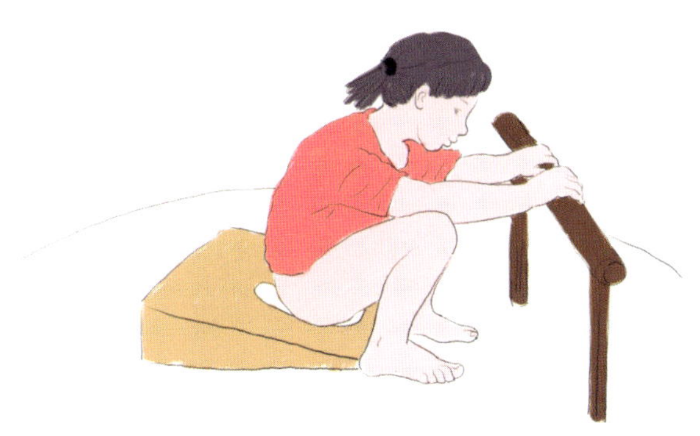

我还和邻居家的小伙伴一起玩儿呢…… 我们在一起可快乐了!

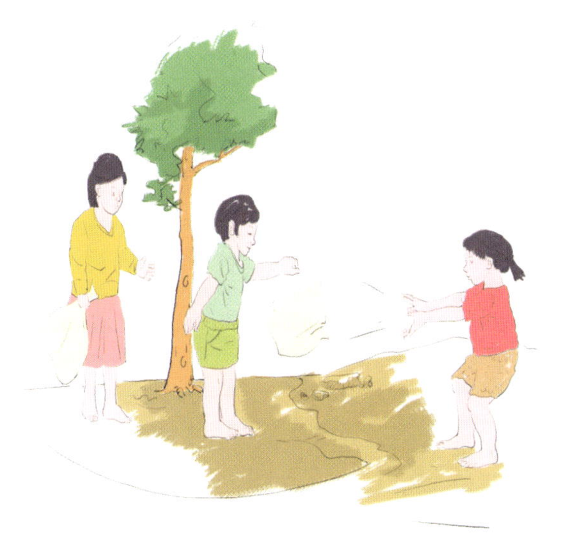

上学了

在我8岁的时候，村长高爷爷来跟爸爸说，上学是我的权利，他跟学校联系好了，村小学接收我上学！

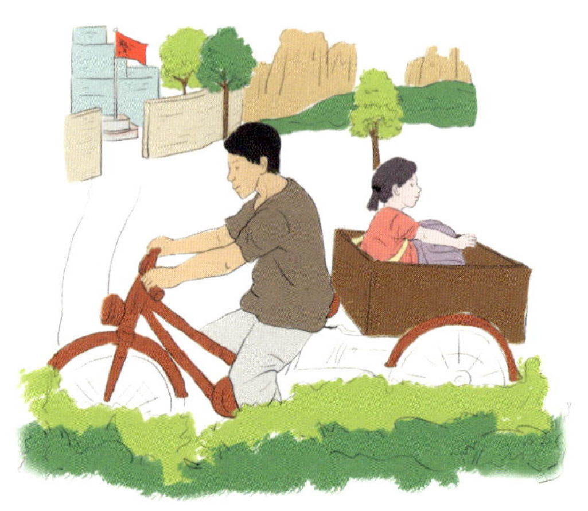

我需要专门的写字用的桌椅（椅子上有带子固定住臀部，脚要踩在物体上，桌子上要有个扶手可以固定住自己）。

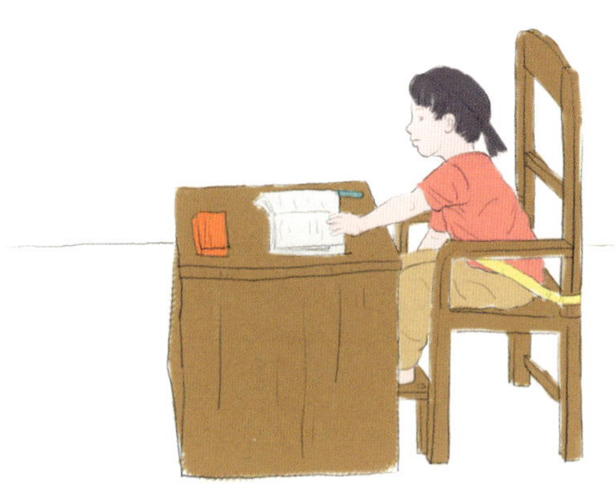

学校厕所

老师为我特意在厕所里装了两个扶手，这样我在学校上厕所也没有问题了，自己可以一个人上厕所啦！

每天早晨升国旗的时候，我和同学们在一起，我感觉我站得越来越稳、越来越直了！

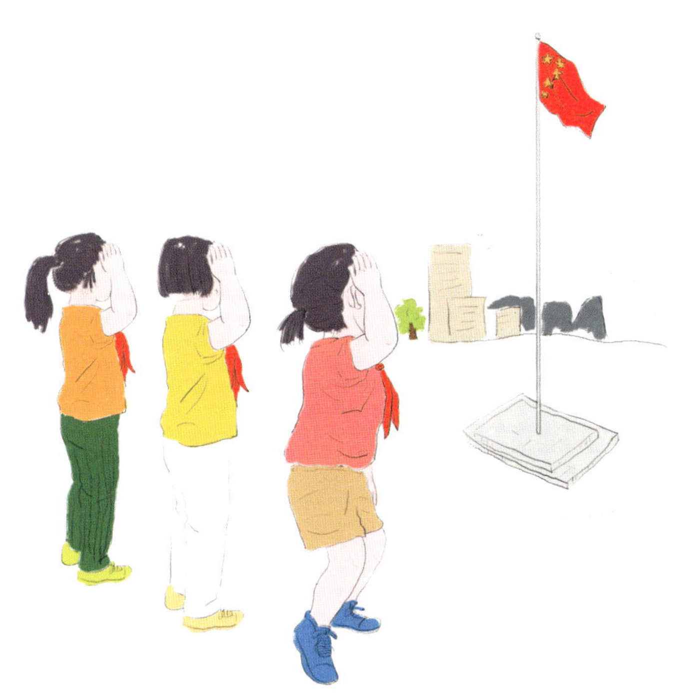

给家长和村医的话

脑瘫是一种由于未成熟大脑（两岁以下幼儿）的非进行性损伤所致的永久性运动及姿势障碍。患儿的脑损伤不会扩大也不会加剧。然而，运动及姿势的障碍是可以改变的。脑瘫儿童通过学习可以获得很多能力。这是一个漫长的训练过程。首先是能够将头抬起。其次是必须能够平衡自己的身体，学会翻身。再次是能够不再用双手支撑独自坐。接下来，患儿将花费几周或几个月的时间学习抓住玩具。体验抓住玩具的乐趣后，就会对周围的事情越来越感兴趣，也就能够增进大脑的功能。

1. **从仰卧到俯卧翻身：**通常，孩子翻身时先转动头部并伸起一只胳膊。另一种常见的情况是，先转身子，将一条腿放到另一条腿上边。不管是哪种情况，正常孩子都先抬头，扭头，再从一侧翻身。让孩子做这个动作时，可以用玩具吸引他。移动玩具，让他扭头、抬头。

2. **坐姿：**先帮助孩子支撑身体，让他用手玩儿，坐着的时候最好让他双脚放平（可以坐在你的腿上或小板凳上）。

3. **从爬行到站起来：**正常孩子在9个月大的时候就会做这个动作了。训练脑瘫孩子时，让他先抓住椅子边，一条腿向前，呈半跪半起状，然后前腿和双臂用力将自己拉至站起来。可在椅子上放一个玩具，吸引孩子站起来。

4. **扶着向前走：**对于正常孩子来说，当他拉着别人的手迈出第一步时，腿也会别扭地向外展，他的身体会轻轻地向两边摇动，因为还不能协调躯干和骨盆的扭动，所以他蹒跚着走。教脑瘫儿童走路时，可先扶着他的骨盆，逐渐让他独自走。

5. **使用适宜的辅助器具：**脑瘫孩子需要专门设计的椅子和辅助工具，这些东西不一定花很多钱，可以用便宜的材料做成，如请木匠做。

6. **将训练融入日常生活中：**为了最大程度地发挥脑瘫儿童的潜力，要充分利用日常生活中的机会，及时给予正确的指导。早期在穿衣、吃饭和如厕等活动中，注意他们的体位与姿势，不仅可以促使孩子主动参与这些活动，还可以减轻挛缩畸形；在适当的时候使用辅助器具，可以提高孩子的能力。

7. **手术与康复锻炼：**有些孩子需要借助手术改变肌肉和关节的结构，为功能活动创造条件。但是，许多障碍是由于中枢神经系统损伤造成的，结构的改变不等于功能可以提高。积极的康复锻炼是任何措施不可取代的。

总结

脑瘫造成的脑损伤是不可逆的，就是说，损伤是不可治愈的。对于任何关心孩子的人来说，这是一个难以接受的事实。

必须帮助孩子身边的人在两者之间找到平衡。一方面，要接受孩子的现状，即残疾已经是孩子的一部分；另一方面，脑瘫孩子最终要长大成人，要设法帮助他更加独立。

接受现实并不意味着放弃康复训练。脑瘫孩子有能力、也有愿望自己管理自己的事情，关键是从一开始就要给他们提供机会。尽管有困难，但脑瘫孩子能够完全或在一定程度上掌控自己的生活。事实证明，他们可以做到这一点。这个过程急不得。

希望佳佳的故事能给大家一些提示，使所有的脑瘫孩子都能最大限度地发挥自己的潜力。

附录

0–6岁残疾儿童基本康复服务目录（2019年版）

残疾类别	服务对象	服务项目	服务内容
视力残疾	符合条件的有康复需求的0–6岁视力残疾儿童	康复医疗	纳入当地基本医疗保险支付范围的视力康复医疗项目。
		康复训练	视功能、定向行走、感知觉补偿训练。
		辅助器具	助视器、盲杖等基本型辅助器具适配及使用训练。
		支持性服务	家长康复知识培训及家庭康复训练指导、心理疏导、康复咨询等服务。
听力残疾	符合条件的有康复需求的0–6岁听力残疾儿童	康复医疗	1.人工耳蜗植入手术。 2.其他纳入当地基本医疗保险支付范围的听力康复医疗项目。
		康复训练	听觉言语康复训练。
		辅助器具	1.人工耳蜗适配及使用指导。 2.助听器适配及使用指导。 3.耳模、电池等助听器辅助材料。
		支持性服务	家长康复知识培训及家庭康复训练指导、心理疏导、康复咨询等服务。

0-6岁残疾儿童基本康复服务目录（2019年版）

残疾类别	服务对象	服务项目	服务内容
肢体残疾	符合条件的有康复需求的0-6岁肢体残疾儿童	康复医疗	1.先天性马蹄内翻足等足畸形、脑瘫导致严重痉挛、肌腱挛缩、关节畸形及脱位等矫治手术。 2.其他纳入当地基本医疗保险支付范围的肢体康复医疗项目。
		康复训练	粗大运动功能、精细运动功能、认知能力、语言能力、生活自理能力和社会适应能力等训练。
		辅助器具	假肢、矫形器、轮椅、助行器、坐姿椅、站立架等基本型辅助器具适配及使用训练。
		支持性服务	家长康复知识培训及家庭康复训练指导、心理疏导、康复咨询等服务。
智力残疾	符合条件的有康复需求的0-6岁智力残疾儿童	康复医疗	纳入当地基本医疗保险支付范围的智力康复医疗项目。
		康复训练	认知、生活自理和社会适应能力等训练。
		支持性服务	家长康复知识培训及家庭康复训练指导、心理疏导、康复咨询等服务。
孤独症	符合条件的有康复需求的0-6岁孤独症儿童	康复医疗	纳入当地基本医疗保险支付范围的孤独症康复医疗项目。
		康复训练	沟通和社交能力、生活自理能力、情绪和行为调控等训练。
		支持性服务	家长康复知识培训及家庭康复训练指导、心理疏导、康复咨询等服务。

7岁以上残疾儿童和成年残疾人基本康复服务目录（2019年版）

残疾类别	服务对象	服务项目	服务内容
视力残疾	符合条件的有康复需求的7岁以上视力残疾儿童和成年持证视力残疾人	康复医疗	纳入当地基本医疗保险支付范围的视力康复医疗项目。
		康复训练	定向行走、生活技能及社会适应能力等训练。
		辅助器具	盲杖、助视器等基本型辅助器具适配及使用训练。
		支持性服务	导盲随行外出、心理疏导、社会融合活动、康复知识讲座等服务。
听力残疾	符合条件的有康复需求的7岁以上听力残疾儿童和成年持证听力残疾人	康复医疗	纳入当地基本医疗保险支付范围的听力康复医疗项目。
		辅助器具	助听器适配及使用指导。
		支持性服务	康复指导、心理疏导、手语翻译等服务。
肢体残疾	符合条件的有康复需求的7岁以上肢体残疾儿童和成年持证肢体残疾人	康复医疗	纳入当地基本医疗保险支付范围的肢体康复医疗项目。
		康复训练	日常生活能力、体能、社会适应能力等训练。
		辅助器具	假肢、矫形器、轮椅、助行器、坐姿椅、站立架、生活自助具、护理器具等基本型辅助器具适配及使用训练。
		支持性服务	康复知识与实用训练方法培训、心理疏导、社会融合活动、生活自理和居家护理指导、日间照料等服务。

7岁以上残疾儿童和成年残疾人基本康复服务目录（2019年版）

残疾类别	服务对象	服务项目	服务内容
智力残疾	符合条件的有康复需求的7岁以上智力残疾儿童和成年持证智力残疾人	康复医疗	纳入当地基本医疗保险支付范围的智力康复医疗项目。
		康复训练	认知、日常生活能力、职业康复和社会适应能力等训练。
		支持性服务	康复知识培训、家庭康复指导、心理辅导、社会融合活动、生活自理和居家护理指导、日间照料等服务。
精神残疾	符合条件的有康复需求的7岁以上精神残疾儿童和成年持证精神残疾人	康复医疗	纳入当地基本医疗保险支付范围的精神康复医疗项目（含药物、住院治疗）。
		康复训练	沟通和社交能力、日常生活能力、情绪和行为调控、职业康复、工（农、娱）疗和社会适应能力等训练。
		支持性服务	康复知识培训、家庭康复指导、心理疏导、生活自理和居家护理指导、社会融合活动、日间照料、随访等服务。

后记

按照《残疾人精准康复服务行动计划实施办法》，中国残疾人联合会康复部委托中国康复科学所下设的中国残联社会服务指导中心编制《残疾人精准康复服务行动康复协调员工作手册》。

残疾人协调员长期工作在残疾人服务一线，经常要面对残疾人和家属的各种需求，但由于缺乏专业资源和知识，有时感到心有余而力不足，难以为残疾人提供适切的服务。考虑到残疾人协调员的实际情况，本手册根据多年基层残疾人工作的经验，用通俗易懂的方式选取在社区和家庭可以开展并且实用有效的方法用讲故事的形式娓娓道来，配以简洁明快的图片将以人为本，以社区为基础的康复理念融入其中，重视、鼓励和发挥残疾人的优势和潜能，倡导自我管理，推动改善环境与态度，促进残疾人与家庭和社会的参与和融合。

本手册10本一套，包括偏瘫康复、脊髓损伤康复、脑瘫康复、孤独症康复、盲人定向行走、低视力康复、智力障碍康复、精神残疾康复、语言障碍康复及慢性病的自我管理等，涵盖基层常见障碍类型。在编写过程中不仅组织相关专家多次座谈研讨，同时注重内容的实用性，多次征询基层残疾人工作者、残疾人及残疾人家属的意见，力求“愿意看、看得懂、学得会、可操作”。

本书编写形式是一个尝试，其效果还有待发行后进一步验证。期待能够成为基层残疾人工作者实用的“工具”，为精准康复服务的有效落实、促进残疾人自理自立添砖加瓦。

2020年7月

图书在版编目（CIP）数据

看社区故事学脑瘫康复/ 中国残疾人联合会康复部编. --北京：华夏出版社有限公司，2020.10（2021.1 重印）
（残疾人精准康复服务行动康复协调员工作手册）
ISBN 978-7-5222-0009-5

Ⅰ. ①看… Ⅱ. ①中… Ⅲ. ①小儿疾病－脑病－偏瘫－康复训练 Ⅳ. ①R748.09

中国版本图书馆 CIP 数据核字(2020)第 167980 号